AF403353

AVIS

AUX GOUTTEUX,

SUR LA NATURE

ET SUR

LE TRAITEMENT DE LEURS DOULEURS;

Par A.-E.-C. LŒUILLART-D'AVRIGNI,

Docteur en médecine de la Faculté de Paris, Membre associé de la Société de médecine de Paris.

Frangit fortia corda dolor.
TIBUL.

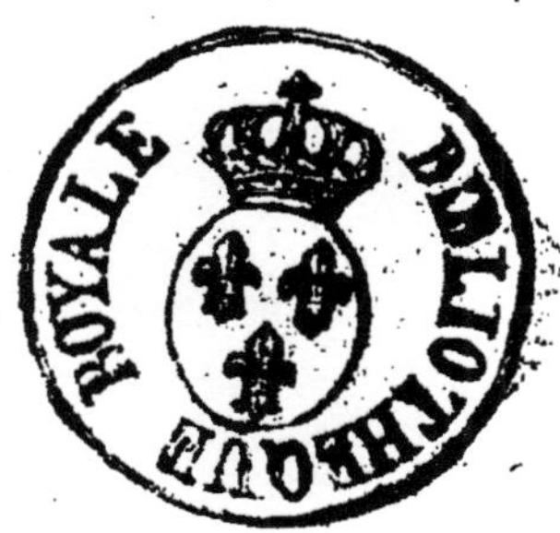

A PARIS;

Chez CROCHARD, Libraire, rue des Maçons-Sorbonne;

Et chez L'AUTEUR, rue Salle-au-Comte, N°. 7.

1817.

DE L'IMPRIMERIE D'ANT. BAILLEUL,

RUE SAINTE-ANNE, N°. 71.

AVIS

AUX GOUTTEUX,

Sur la Nature et sur le Traitement de leurs douleurs.

CAUSES DE LA GOUTTE.

VINGT systêmes ont tour à tour été établis sur la goutte : les uns en ont fait une maladie nerveuse, avec irritation (1) ou débilité des nerfs (2), altération du fluide nerveux (3) ; les autres l'ont attribuée à la faiblesse de l'estomac et des autres viscères du bas-ventre (4), au vice de la liqueur séminale (5), au dérangement de la transpiration (6), à l'acrimonie de la synovie (7), au mucilage trop abondant

(1) Aretæe.
(2) Scribonius Largus, Fernel, Giannini.
(3) Boërhaave, Barry.
(4) Demetrius Petagonus, Paul Eginette, Willis.
(5) Vanhelmont, Piestch.
(6) Ponsart, Desault.
(7) Paracelse.

des alimens (1), à la formation d'un principe acide et corrosif dans le sang (2). Ceux-ci lui ont donné pour cause l'abondance des *humeurs*, telles que la bile, la pituite (3), leur défaut de coction ; ceux-là ont pensé qu'elle était inflammatoire (4) ; quelques-uns l'ont aussi regardée comme une affection dégénérée (5).

Aujourd'hui la plûpart des médecins s'accordent à voir dans la goutte une inflammation locale. Cependant tous n'ont pas le même sentiment sur le principe de la maladie : suivant quelques-uns, ce serait une *humeur* spéciale qui la produirait, tandis que d'autres ne la feraient dépendre que de l'irritation immédiate ou sympathique, excitée dans l'endroit où la fluxion sanguine se forme. Je ne m'arrêterai point à combattre le système, aujourd'hui délaissé, des humoristes; mais je ne puis m'empêcher de rappeler qu'ils ont cité comme la

---

(1) Liger.
(2) Rivière , Fréd. Hoffmann.
(3) Hippocrate, Galien , Ætius , Cœlius Aurelianus, Alex. de Tralles ; Sydenham , Grant, Stoll, Alph. Leroy.
(4) Oribaze , Paulmier.
(5) Musgrave.

meilleure preuve de l'existence d'un principe goutteux, la formation des *tophus* et des *nodus*, tandis que les physiologistes savent très-bien qu'elle est une terminaison fréquente de la phlegmasie des articles, relative à la texture organique de ces parties (1).

Les causes de la goutte, comme celles des autres maladies inflammatoires, sont nombreuses et variées ; on peut citer comme les principales :

Une faiblesse héréditaire des articulations, qui favorise en elles le développement de l'inflammation ;

Tous les changemens rapides de températures, comme le passage de l'air sec à l'humidité, ou de la chaleur au froid ;

L'habitude ou l'usage subit et immodéré des substances difficiles à digérer, des alimens salés, épicés, ou naturellement très-échauffans, comme les truffes, etc.

Les excès de vin (2), de café, de liqueurs spiritueuses ; ceux des plaisirs de l'amour ;

---

(1) Voyez la *Nosogr. chirurg. de Richerand*, tome Ier., page 125.

(2) Surtout de vin blanc, qui renferme une plus grande portion d'alcool.

Les veilles répétées et trop prolongées dans la nuit;

Les mouvemens tumultueux de l'ame, comme la colère, l'inquiétude, la tristesse, etc;

Un relâchement des ligamens articulaires, produit par l'âge;

Les digestions constamment lentes et imparfaites;

La diminution ou la suppression d'écoulemens accoutumés, naturels et fortuits, comme ceux des hémorroïdes, des menstrues, d'un ulcère, d'une fistule, etc.;

L'emploi long-temps continué des chaussures trop étroites;

Les efforts, les coups, les chutes, les luxations, et tous les accidens qui peuvent déterminer la trop grande distension des ligamens, et disposer ainsi pour la suite les articulations à la goutte.

Parmi les causes, les unes disposent à la maladie, les autres déterminent son invasion. Les premières existent intérieurement : telles sont la faiblesse locale des parties articulaires, les qualités irritantes que donne à nos liquides l'abus des échauffans. Les secondes viennent au contraire de l'extérieur, comme la fatigue de la marche, et les changemens de l'atmosphère, qui sans cesse font varier la transpiration insensible ; variations presque incalculables, et qui peut-être sont la seule cause déterminante de toutes les phlegmasies.

Du reste, l'inflammation articulaire peut se montrer chez des sujets de tout âge, de tout sexe et de toute profession. Cependant les femmes, suivant Hippocrate, y sont beaucoup moins exposées que les hommes, tant que subsiste chez elles l'écoulement de leurs règles ; on l'observe surtout chez ceux que leur fortune porte à vivre somptueusement, ou que leurs habitudes réduisent à mener une vie tout à la fois oisive et sédentaire, à se livrer au sommeil pendant le jour (1); régime qui détermine la pléthore générale, et dispose en général aux engorgemens inflammatoires.

Définition de la goutte.

Avant d'aller plus loin, il n'est pas inutile, je crois, de s'entendre sur le sens qu'on peut accorder au mot *goutte*, pour ne pas laisser trop de latitude à sa signification. Quelquefois on donne le nom d'affections goutteuses à la plupart des douleurs internes; et peut-être

(1) Dans les pays froids ou tempérés, plutôt que dans les climats chauds, où le sommeil diurne est un besoin.

pourrait-on le laisser tout au plus aux phleg-masies qui suivent la disparition des douleurs articulaires, comme dans le cas où l'on dit vulgairement que la goutte est remontée.

Quoique les inflammations appartiennent évi-demment toutes à une même classe de mala-dies, la disparité des parties où elles se déve-loppent, a voulu qu'on les différenciât. Ainsi, la phlegmasie des muscles porte le nom gé-nérique de *rhumatisme*; celle des articulations, celui de *goutte*, etc. Cependant souvent on emploie comme termes synonymes ceux de *goutte*, *goutte rhumatismale*, *rhumatisme*, *rhumatisme goutteux*. C'est pour éviter cette confusion des termes propres, laquelle en-traîne nécessairement celle des idées, que je me refuse à reconnaître une goutte *vague*. De deux choses l'une : occupe-t-elle les gaînes des muscles ? alors c'est un rhumatisme; paraît-elle autour d'une articulation ? c'est en effet la goutte (1); mais parce que les douleurs sont légères et fugaces, parce qu'elles mena-cent tour à tour plusieurs articulations, sans qu'il se déclare d'accès régulier sur aucune,

______

(1) Si les deux endroits sont à la fois le siége des douleurs, alors il y a complication de deux phleg-masies distinctes.

apparemment faute de dispositions suffisantes chez les sujets, faut-il en faire une espèce distincte? Faut-il, pour accumuler les divisions et surcharger la mémoire, faire un genre de chaque degré de phlegmasie? N'est-ce pas assez de distinguer l'aiguë de la chronique, division vraiment nécessaire pour le traitement?

Je répugne également à donner le nom de goutte aux inflammations des articulations immobiles, telles que la gomphose dentaire, et les sutures des os du crâne, quoiqu'il s'y rencontre des dépôts de phosphate calcaire. Mais il s'en forme aussi beaucoup dans les reins, d'après les fonctions sécrétoires de ces organes; et cependant je serais fort éloigné de donner à l'inflammation rénale le même nom qu'à celle des articulations, quoique beaucoup d'auteurs aient assimilé l'une à l'autre. De plus, la matière crayeuse qui se dépose aux sutures du crâne, ne dépend-elle pas presque toujours de l'action qu'exercent sur les os les virus syphilitique ou scrophuleux? et dans l'odontalgie, le siége de l'inflammation n'est-il pas dans le nerf dentaire, et non pas dans l'articulation proprement dite? Je crois donc raisonnable de n'appliquer le mot *goutte* qu'à la phlegmasie des articulations mobiles.

Les anciens, qui l'appelaient *maladie des articles*, lui donnaient encore différens noms, suivant l'articulation qu'elle occupait (1).

Les membranes capsulaires, les tendons et les ligamens qui entourent les articulations mobiles, sont le siége de cette phlegmasie, et rien de semblable ne se rencontre dans les articulations immobiles.

Divisions de la goutte.

La goutte passe pour être *héréditaire*, lorsque le père ou l'aïeul du sujet qu'elle attaque a souffert de cette même maladie ; elle est *acquise*, au contraire, lorsqu'elle provient des écarts du régime, ou de toute autre cause accidentelle.

Celle qui n'occupe que les pieds, et qui, tous les ans, revient aux mêmes époques, est nommée *régulière*. Elle est irrégulière ou *anomale*, lorsque les accès se renouvellent en différentes saisons, et n'ont pas toujours leur siége dans la même articulation.

---

(1) *Si pedes occupat*, podagra *vocatur; si manus*, chiragra ; *si cubitum*, onagra ; *si scapulas*, homagra. *Ad dorsi vertebras delata*, lumbaginem ; *ad genua*, gonagram ; *ad ischii ossa*, ischiadem appellare visum est.

Elle est *générale*, lorsque toutes les articulations sont entreprises ; *particulière*, lorsqu'une seule est affectée.

On la distingue aussi en *récente* et en *invétérée*, suivant que les malades en sont affligés depuis un nombre d'années plus ou moins long.

Toutes ces distinctions sont d'assez peu d'importance ; mais il n'en est pas de même de la division que la plupart des auteurs font de la goutte en *chaude ou inflammatoire*, et en *froide* ou *œdémateuse*.

Cependant elle pourrait faire croire que ce sont deux maladies d'une nature toute différente. A la vérité, le traitement de la seconde diffère de celui de la première, ou plutôt il est fort difficile de guérir l'accès d'une goutte froide, tandis qu'on peut assez facilement réussir dans le traitement de la goutte chaude par des évacuations de sang. Mais il n'en est pas moins vrai que ces deux affections sont produites par la même cause immédiate; toutes deux sont le résultat d'une inflammation développée autour des parties articulaires ; et la seule différence qu'on observe dans leurs symptômes, dans leur marche et dans leur durée, dépend uniquement de l'état de force ou de débilité du sujet, et surtout de celui des articulations où le mal s'est établi.

Lorsque le sujet est jeune et fort, ou qu'il n'a pas encore essuyé beaucoup d'accès, les symptômes de l'inflammation sont très-prononcés ; la rougeur est très-vive ; la chaleur est ardente ; la tumeur est accompagnée de rénitence sous le doigt ; la douleur est excessive : voilà bien tous les caractères de la goutte chaude. Mais lorsque le sujet se trouve affaibli par l'âge ou par l'intempérance ; lorsqu'un grand nombre d'attaques précédentes a laissé dans les membranes, les ligamens et les tendons, ce relâchement et cet engorgement qui sont la suite presque inévitable de l'inflammation articulaire, alors la rougeur est moins foncée ; souvent même il n'y en a point ; la tumeur est molle, et fléchit sous le doigt, dont l'application sur la peau laisse après elle, pendant quelques instans, une empreinte blanchâtre. Quelquefois cependant l'œdème n'existe pas ; enfin, la douleur, quoique très-gênante, n'a jamais la violence qu'elle montre dans la goutte chaude ; et même chez certains goutteux, la pression du doigt devient nécessaire pour l'exciter : tels sont les signes de la goutte froide.

Toute la différence entre elles consiste

donc dans la force des symptômes, dé-
pendant elle-même de l'état des articulations; toutes deux sont bien des maladies inflammatoires; mais dans l'une, l'inflammation est prompte, aiguë, passagère ; dans
l'autre, elle est faible, lente, chronique, et
souvent devient habituelle. Enfin, la seconde
n'est qu'une modification de la première, et
lui succède souvent avec les progrès de l'âge :
car, s'il est vrai qu'un tempérament lympha-
tique très-prononcé, ou qu'une grande débilité des solides puisse donner à la goutte le
caractère œdémateux chez les sujets qui l'é-
prouvent pour la première fois, cette circonstance n'est pas très-fréquente ; tandis que le
relâchement et l'engorgement qui subsistent
dans les articulations, à la suite des nombreux
accès de goutte chaude, conduisent presque
toujours à la goutte froide.

L'une et l'autre sont à peu près aussi ré-
pandues ; mais on conçoit que le traitement
de la dernière doit être plus difficile que celui
de l'autre; et même assez souvent on n'ob-
tient sur elle aucune espèce de succès. De là
le préjugé, qu'il faut respecter la goutte, sans
chercher à faire cesser l'accès par des remèdes perturbateurs, et que les douleurs, pour
me servir d'une expression vulgaire, sont

un moyen nécessaire à la nature pour opérer l'expulsion d'une humeur prétendue, dont on a voulu faire le principe de la goutte, et qui doit s'évacuer par la transpiration. Mais de tous les symptômes dont la maladie s'environne, n'est-ce pas le plus effrayant, le plus intolérable pour le patient, que la douleur? Et n'est-ce pas celui dont il faut, avant tout, l'affranchir?

Symptômes et marche de la goutte.

Rarement la goutte se déclare, sans que le malade s'en voie menacé plusieurs jours d'avance (1).

Chez les uns, l'appétit se perd, et les digestions deviennent lentes et pénibles, avec nausées fréquentes, rapports continuels; tandis que d'autres éprouvent une faim extraordinaire (2). La plupart des fonctions se trou-

---

(1) L'attaque régulière de goutte est communément précédée, pendant quelques jours, de divers symptômes, dont les principaux se manifestent dans l'état de l'estomac, de l'habitude du corps et des extrémités inférieures. Barthez, *Traité des maladies goutteuses*, tome 1, page 2.

(2) Quelques auteurs l'attribuent à l'irritation des nerfs du plexus solaire et des tuniques musculaires de l'estomac.

vent plus ou moins dérangées : il y a de la constipation ; les urines sont rouges , sédimenteuses, et ne s'écoulent qu'en petite quantité (1). Quelques goutteux sont alors extrêmement portés à l'acte vénérien (2). Des bâillemens involontaires et souvent répétés , une extrême nonchalance , de légers frissons , un mouvement fébrile à la chute du jour , de l'accablement , un penchant irrésistible au sommeil, un assoupissement profond , et d'où l'on ne sort qu'avec peine , se font également remarquer.

Souvent une vive démangeaison se fait sentir dans l'endroit que la goutte doit bientôt occuper ; les veines paraissent gonflées (3); d'autres fois on éprouve , à l'approche de l'attaque , la sensation d'un corps froid glissant entre les muscles , ou celle d'une affusion d'eau fraîche (4). Peu à peu le mouvement des articulations devient difficile, mais

---

(1) Quelquefois la gravelle accompagne la goutte : le malade éprouve alors des douleurs néphrétiques , et souvent les urines ne s'échappent que goutte à goutte.

(2) Van-Swiéten.

(3) Baglivi.

(4) Sydenham.

sans être encore douloureux. Tout à coup le malade est réveillé par la douleur qu'il ressent à l'une des articulations. Ordinairement c'est au gros orteil, à la cheville, au coude-pied ; plus rarement au talon, au genou. Il semble que les ligamens soient avec force tiraillés et distendus.

La peau qui recouvre l'articulation est rouge, luisante, chaude, et présente des battemens.

La douleur s'accroît par degrés, et devient insupportable. On dirait que les ligamens articulaires sont déchirés, et les os séparés les uns des autres.

Le frisson, la fièvre, l'irritation du système nerveux, le spasme général se manifestent.

Vainement le goutteux cherche-t-il à trouver dans son lit une position qui puisse diminuer ses souffrances : plus il remue, plus il les accroît ; et la dernière situation dans laquelle sa jambe est placée, lui semble toujours la plus fatigante.

La sensibilité de la partie malade est si grande, que celle-ci ne peut supporter le poids des couvertures, ni du corps le plus léger, pas même le contact d'un simple linge ; le sentiment d'une aspersion d'eau bouillante le tourmente sans relâche. Le pouls est vif et plein, la peau chaude et sans moiteur, la soif assez grande ; il y a beaucoup d'inquiétude, d'anxiété, d'insomnie.

Cet état se prolonge pendant environ quinze heures, plus ou moins ; après ce temps, la force des symptômes diminue ; un calme heureux succède aux souffrances de l'accès, et la fatigue amène le sommeil.

Au réveil, le malade se trouve tout en sueur ; son mal n'est pas, à beaucoup près, si douloureux : cependant la partie conserve sa rougeur, et présente en outre un gonflement très-marqué.

Mais tous les soirs, au coucher du soleil, les douleurs se renouvellent (1) ; la fièvre recommence ; tous les symptômes décrits plus haut reparaissent : c'est l'instant du paroxysme.

Les souffrances et l'insomnie se prolongent jusqu'au matin ; alors vient la rémission.

La goutte dure plus ou moins de jours : rarement elle se dissipe avant le quatorzième chez les jeunes sujets ; sa durée, chez les personnes plus âgées, se prolonge jusqu'au tren-

____

(1) Van-Swiéten cite l'observation d'un goutteux qui ne pouvait, après le coucher du soleil, lire seulement une lettre, sans hâter l'accès.

2

tième ; enfin , chez ceux dont les articulations
ont perdu beaucoup de leur ressort , à la suite
de fréquentes attaques , elle peut aller jusqu'au
quarantième, au cinquantième, et même au-
delà. Pendant les quatorze premiers jours,
les malades rendent peu d'urines : elles sont
troubles , rougeâtres, et déposent un sédi-
ment briqueté. L'appétit manque totalement,
du moins très-souvent , et la constipation est
opiniâtre chez quelques - uns , mais rarement il y a dévoiement. On éprouve de la
chaleur et des douleurs dans toute la région
de l'estomac , des nausées fréquentes , et
quelquefois des vomissemens. Enfin , les goutteux sont inquiets, ennuyés , fatigans pour
ceux qui les approchent , par l'impatience
qu'ils témoignent à tout propos et sans motif.

La goutte peut se fixer sur une seule articulation ; mais très-souvent elle abandonne,
au bout de 24 ou 48 heures, celle qu'elle avait
d'abord attaquée, pour se jeter sur une autre,
où les mêmes accidens se reproduisent. Elle
en occupe ainsi , plus ou moins, tour à tour
et à diverses reprises ; plusieurs quelquefois
sont affectées simultanément.

Lorsque la douleur , la rougeur, la chaleur et la tumeur diminuent, s'il survient à

leur place une vive démangeaison, que l'épiderme se détache de la peau, et tombe sous la forme de petites écailles blanches, c'est un signe certain que l'inflammation se dissipe et sera bientôt entièrement effacée ; mais si, la tumeur et les autres symptômes diminuant, la douleur persiste, c'est alors une preuve que la goutte est profondément fixée sur les tendons et les ligamens articulaires : on peut craindre qu'il ne se forme des nodus.

Quelquefois, par l'effet de l'inflammation, les tendons se durcissent, et les muscles restent contractés, au point de maintenir les doigts des pieds et des mains dans une flexion ou même dans une extension permanente.

Après que tous les symptômes d'une attaque de goutte ont cessé, il reste une impuissance de fléchir les articulations, qui s'accroît d'autant plus, que les accès ont été plus longs ou plus fréquens ; et l'impossibilité de marcher dure quelquefois pendant plusieurs mois de suite.

Plus les accès se répètent, plus l'engorgement des articulations est long à se résoudre, plus aussi leur mobilité est lente à se rétablir. Ce retard dans la guérison augmente avec l'âge, surtout chez les sujets lymphatiques, et

chez ceux dont le corps a pris beaucoup d'é-
paisseur. Peu à peu le gonflement qui succède aux accès ne se dissipe plus qu'imparfai-
tement , et finit par subsister presque en en-
tier : les jambes sont alors œdémateuses, lorsque la maladie se trouve aux articulations des
pieds. Les attaques deviennent plus communes , durent même une grande partie de l'année , et ne laissent aux goutteux de repos que
pendant les chaleurs de l'été.

La goutte n'offre plus alors les mêmes symptômes : la rougeur est beaucoup moins marquée ; quelquefois même il n'y en a pas. Le
doigt appuyé sur la peau ne laisse pas seulement une tâche blanche , mais un enfonce-
ment qui reste quelques instans. La chaleur
est également peu ou point sensible; enfin, les
douleurs sont bien moins vives , parce que les
nerfs ont perdu de leur sensibilité , à mesure
que les parties ont diminué de souplesse : d'ailleurs, le relâchement , l'engorgement œdémateux des ligamens et des parties voisines empêchent qu'ils n'éprouvent une très-forte compression.

C'est alors une goutte œdémateuse ou froide : ses accès sont plus longs que ceux de la
chaude , mais ils sont aussi beaucoup moins
douloureux.

En général, la goutte qui n'occupe que les articulations des membres abdominaux n'est pas dangereuse. Son passage sur plusieurs articulations successives, et son déplacement d'un membre à l'autre, ne doivent pas non plus inquiéter beaucoup; mais le danger devient pressant, lorsqu'elle se porte sur les organes internes de la tête ou du tronc.

Métastases de la goutte.

La métastase de la goutte est le passage de l'inflammation du lieu qu'elle occupait sur une autre partie auparavant saine.

Lorsque le déplacement se borne aux articulations d'un même membre, ou qu'il se fait d'un membre à l'autre, les auteurs l'appellent *un report de goutte;* mais quand il s'opère d'un membre sur le tronc, soit à la tête, à la poitrine ou à l'abdomen, il est désigné sous le nom de *goutte remontée* ou *révolution de goutte.*

On dira sans doute : Par quel moyen l'inflammation peut-elle ainsi se déplacer en très-peu de temps, et pourquoi se fixe-t-elle sur un organe plutôt que sur un autre? J'avoue qu'il est bien difficile d'en donner une explication suffisante. Il est des phénomènes vitaux dont on observe bien les résultats, mais dont il est impossible de con-naître parfaitement le mécanisme.

Les auteurs ont beaucoup différé sur cet objet, comme sur tous les autres points obscurs de la science. Tour à tour on a supposé que l'*humeur goutteuse* était résorbée par les vaisseaux lymphatiques et veineux, ou refoulée plus ou moins loin avec le fluide nerveux. Mais je ne m'arrêterai point à discuter ces divers systèmes, dont aucun ne peut satisfaire. Sans prétendre expliquer mieux qu'un autre cette difficulté, je me contenterai d'offrir quelques réflexions.

Une terminaison des phlegmasies en général est la délitescence(1), ou disparition subite des symptômes, avec métastase. Elle paraît appartenir surtout aux tissus fibreux. Rien n'est plus fréquent, en effet, que de voir, dans la pleurésie, les douleurs passer en peu de temps du sternum entre les épaules, ou d'un

---

(1) Lorsqu'une inflammation disparaît brusquement, on dit qu'il y a délitescence. Cette terminaison est ordinairement accompagnée ou suivie de le manifestation d'une autre inflammation dans une partie plus ou moins éloignée. *Richerand, Nosog. chir.*, t. I, §. 5.

côté de la poitrine à l'autre ; et la goutte, en offrant la même particularité, mais d'une manière plus frappante, ne s'écarte pas de la marche des autres phlegmasies. Il n'est donc pas réel que les déplacemens de cette affection dénotent l'existence d'une humeur. Quant à la manière dont ils s'exécutent, voici, par analogie, comment je cherche à la concevoir.

1°. Un ancien militaire me fit un jour appeler. Je le trouvai couché sur le dos, souffrant horriblement des lombes, et ne pouvant faire aucun mouvement dans son lit. Les douleurs se prolongeaient en dehors, le long des membres abdominaux, jusqu'à la plante des pieds, et répondaient également à la partie interne des cuisses ; c'est-à-dire, qu'elles suivaient le trajet des nerfs sciatiques et cruraux. Le malade avait eu déjà trois fortes attaques de ce rhumatisme, et la première datait de quinze ans d'ancienneté. Avant de s'adresser à moi, il avait inutilement employé depuis trois mois les linimens et les bains d'eau de Barrèges : son mal s'était accru, et l'avait réduit au point où je le voyais.

D'après l'indication, je fis appliquer un large vésicatoire à la partie externe et supérieure de la cuisse, sur le trajet du nerf sciatique. Mais comme il ne fit aucun effet, je me décidai à placer deux forts sinapismes sur le dos des pieds, pour déterminer une révulsion de la douleur sur les parties inférieures. En six heures de temps, les chevilles devinrent le siége d'une inflammation présentant les caractères de la goutte portés au plus haut point.

2°. Une dame fut attaquée d'une fièvre putride, qui se termina par un abcès à la jambe ; mais en même temps le tibia subit une nécrose partielle. Après avoir consulté les plus célèbres praticiens de France, d'Allemagne et d'Italie, elle guérit enfin de cette dernière affection par les soins de Scarpa. Quelque temps après, elle éprouve de vives douleurs à l'épigastre, avec des vomissemens violens. Le docteur Moreau, qui m'a fait part de cette observation, eut recours aux applications dérivatives sur les pieds ; et cette dame, qui jamais n'avait éprouvé ni goutte, ni rhumatisme, eut bientôt une inflammation goutteuse à l'un des gros orteils.

Puisqu'une irritation artificielle attire sur le lieu qu'elle occupe une inflammation éloignée, n'est-il pas permis de croire que c'est aussi un point d'irritation qui détermine la métastase de la goutte ? La vivacité des douleurs cause un spasme général ; et peut-être cette irritation du système nerveux, inégalement répartie, devient-elle le mobile des métastases goutteuses, lorsqu'elle est secondée par des circonstances favorables.

Parmi les causes qui peuvent concourir à ce passage funeste de l'inflammation goutteuse sur le tronc, il faut regarder comme les principales et les plus communes celles qui ressèrent les pores de la peau, les ferment, et interrompent l'excrétion de la transpiration insensible : tels sont le froid, l'humidité, les cataplasmes répercussifs, astringens, narcotiques, ou seulement refroidis; l'application des corps gras ; les passions violentes : frayeur subite, profond chagrin, accès de colère, etc.

La métastase de la goutte sur le tronc s'annonce par la disparition subite des phénomènes inflammatoires qu'offraient les articulations; elle est bientôt confirmée par d'autres signes plus alarmans, et qui varient suivant l'organe affecté.

Si la goutte remonte à la tête, ce sont des vertiges, la céphalalgie, le délire, l'épilepsie, l'assoupissement, le coma, l'apoplexie.

Se porte-t-elle sur les poumons, la toux convulsive, la difficulté de respirer, l'oppression, l'orthopnée, la suffocation, en sont bientôt la suite.

En se jetant sur les organes de l'abdomen, elle cause des douleurs lancinantes à la région de l'estomac, des nausées continuelles et des rapports multipliés, des coliques convulsives, une constipation excessive, la suppression des urines, etc.

Principal remède de la goutte chaude.

Lorsque la goutte se développe, il est bien évident que, pour appliquer le remède, il ne s'agit pas d'aller chercher les causes inflammatoires, que souvent on ignore, qu'il est presqu'impossible de découvrir, que le régime seul détruira, et dont tout l'effet est produit (1); tandis que ce dernier est visible, constitue toute la maladie, est instant à combattre, par le mal qu'il fait au malade, et n'est pas d'un traitement difficile.

Pour dégorger promptement les tumeurs

---

(1) Il est inutile de faire observer que ceci ne peut se rapporter aux altérations et douleurs osseuses qui ne sont point elles-mêmes une maladie, mais seulement un symptôme de certaines affections, par exemple, du rachitisme, de la vérole, du scorbut, etc., etc.

inflammatoires, et prévenir le désordre que l'accumulation trop grande des liquides peut entraîner, la médecine a trois moyens : la saignée par la lancette, et celles qu'opèrent les ventouses scarifiées, ou les sangsues.

La première n'agit pas directement sur les petits vaisseaux engorgés ; elle diminue la masse du sang, et cause un affaiblissement général : aussi la résolution de la tumeur devrait-elle ensuite être plus lente. Cela n'arrive pas sensiblement, lorsqu'elle occupe des parties lâches, dont les vaisseaux, faciles à distendre, reviennent aisément sur eux-mêmes ; mais l'inconvénient existe dans la goutte, où la texture serrée des ligamens rend déjà si lente la résolution de leurs engorgemens : c'est la tumeur elle-même qu'il faut ici dégorger dès son origine, et sans perdre de temps, pour empêcher la distension des parties et la faiblesse qui doit la suivre. La phlébotomie ne peut remplir ce but.

Les ventouses scarifiées ont une action plus directe ; mais elles ne peuvent manquer d'ajouter à l'irritation, par la douleur qu'elles produisent ; d'augmenter la fluxion des liquides et le spasme nerveux, déjà si grands dans la goutte. Malgré l'éloge qu'en ont fait plusieurs écrivains, elles ne peuvent être employées que pour les inflammations des parties molles et charnues. Les sangsues présentent seules l'avantage de débarrasser des liquides surabondans les tumeurs inflammatoires de la goutte, sans entraîner aucune espèce d'incouvénient. *Priscorum doctissimi plus commendant hirudines quam scarificationes, quoniam ab ipsá ægrá parte peccantem humorem altius educunt.* Aretæus.

Il est peu d'écrivains qui n'aient vanté l'effet des sangsues dans le traitement de la goutte : *Hirudine ferè pro topico utebatur antiquitas; nam post celebrata universalia, ad hoc remedium, tanquam ad sacram anchoram, veteres, necessitate quâdam coacti, accedebant, sic in omni arthritico dolore, sive manus, coxam, artusque infestet, fidissimo experimento confirmatum est, hirudines super affectam partem imponere* (1).

Telles sont les paroles de Zacutus Lusitanus. Et dans un autre endroit : *Nullum hirudine, in parte affectá, impositá præstantius poterat excogitari remedium.*

______

(1) *De medic. principib.*, lib. I, hist. 4.

Paul Æginette, Sheneckius, Math. de Gradi, Savonarrola, Cœlius Aurelianus, Th. Burnet (1), Duret (2), Paulmier, etc., conseillent tous l'emploi des sangsues. Barthez dit lui-même, tome 1er., page 92 de son *Traité des maladies goutteuses* : « L'application » des sangsues sur la tumeur, dont l'inflam- » mation est accompagnée de douleurs vives, » a pu être indiquée par le gonflement que » souffrent les veines de la partie affectée de » goutte. Ce remède est d'une utilité beau- » coup plus étendue qu'on ne croit commu- » nément, pourvu que les sangsues soient ap- » pliquées aussi souvent et en aussi grand » nombre qu'il peut être indiqué. » Alphonse Leroy, dans son *Manuel des goutteux*, donne le même précepte en ces termes : « Quand la goutte est aux pieds, avec un » caractère très-inflammatoire, on applique

---

(1) *Inter derivantia remedia locum habent hirudines parti dolenti admotæ...... Tum valdè prosunt, præsertìm cùm venæ in parte affectâ distentæ et sanguine turgidæ apparent.* Pratic. med. thesaur., de arthritide, lib. I, sect. 41.

(2) *Quin etiam, si velimus ut exudet inutilis humor, si apparent venulæ distentæ, sangui suggis opus erit ut ebibatur sanguis in venulis conclusus.* Annotat., *lib. I, cap. 58, de arthritide.*

» avec avantage les sangsues sur la tumeur
» produite par l'humeur morbifique. »

*Sunt quibus adpositâ siccatur hirudine
sanguis*, a dit encore Sammonicus, chapitre
42, *podagræ debellandæ*.

Voilà plus de citations qu'il n'en faut pour
montrer que l'application des sangsues dans
la goutte n'est pas un remède de nouvelle date.
Si leur emploi n'a pas toujours produit de
grands effets, c'est qu'on les a prescrites in-
distinctement pour la goutte froide et pour
la goutte chaude, tandis qu'elles ne conviennent surtout qu'à cette dernière, ou que même,
dans celle-ci, leur application n'a pas été faite
avec assez de méthode et de persévérance : mais
que l'on pose les sangsues dès que la rougeur
et la tumeur paraissent, et souvent cette première saignée suffira pour la guérison. Dans
le cas contraire, on doit la répéter une fois
toutes les vingt-quatre heures, jusqu'à ce que
la douleur et la rougeur disparaissent.

L'endroit où l'on place les sangsues n'est
pas indifférent, et j'ai plusieurs fois eu l'oc-
casion d'en faire la remarque. Ce n'est pas sur
les articulations douloureuses, ni même à leur
circonférence, qu'il faut les poser, mais immé-
diatement au-dessus, en remontant vers le
centre de la circulation, et sur les parties mus-

culaires les plus voisines. Cette précaution peut
sembler superflue; mais j'ai toujours observé
que les articulations conservaient assez long-
temps de la faiblesse, lorsque les sangsues
étaient posées sur elles, au lieu que cela n'arrive
point; si l'on suit le précepte que je propose.

Quant au nombre de sangsues qu'il faut
employer à la fois, il est proportionné à l'é-
tendue de la rougeur, ainsi qu'à la grandeur
de l'articulation malade. En général, il ne
faut pas en poser moins de dix, de moyenne
taille, ni plus de quarante; ordinairement j'en
fais mettre dix, douze ou quinze chaque fois.
A la première, il ne faut pas toutefois les épar-
gner; et s'il faut y revenir, on diminue pro-
gressivement leur nombre dans les applications
subséquentes, à mesure que les symptômes
s'affaiblissent.

On s'étonnera sans doute de me voir revenir aux sangsues jusqu'à l'entière disparition des symptômes inflammatoires locaux :
on peut se récrier sur la perte de sang qu'une
pareille méthode entraîne, reprocher à ces
applications répétées d'augmenter peut-être
la fluxion et la tumeur, plutôt que de les détruire, et de n'être du moins qu'un remède
palliatif, lequel appauvrit le sang, détruit les

forces, et doit laisser une grande faiblesse aux
articulations.

1°. La succion des sangsues, au lieu d'augmenter la fluxion, doit, au contraire, la diminuer, puisqu'elle extrait les liquides dont la
tumeur était formée. Elle prévient même, en
détruisant les symptômes inflammatoires, la
formation des tophus et des nodus, par laquelle se termine quelquefois la phlegmasie
des ligamens et du périoste, lorsqu'elle est
abandonnée aux seuls mouvemens de la nature.

Je conviens que la tumeur augmente chez
certains malades après la première application des sangsues; mais aussi les douleurs se
trouvent en même temps diminuées. Dans ce
cas, la tuméfaction est regardée par tous les
écrivains comme un symptôme avantageux,
parce qu'il annonce que l'inflammation, fixée
d'abord sur les tendons, les ligamens et les
membranes de l'articulation, les a quittés pour
se porter à l'extérieur. Le déplacement explique la diminution de la douleur; mais recommencez l'application des sangsues, la tumeur, bien loin de continuer à s'accroître, s'effacera totalement, et avec elle disparaîtront
tous les autres symptômes de la goutte.

D'ailleurs, n'applique-t-on pas souvent les

sangsues sur l'érysipèle, le phlegmon, et sur toutes les autres tumeurs inflammatoires? Ces remèdes, loin d'augmenter la fluxion, la dissipent ou du moins la diminuent. Certes, son effet doit être nécessairement le même sur la goutte.

2°. M'objectera-t-on que les sangsues, en guérissant l'accès de goutte, n'empêchent point qu'une autre inflammation puisse se former plus tard?

Certainement les sangsues ne peuvent pas ôter aux parties articulaires la disposition qu'elles conservent à s'enflammer de nouveau dans la suite. Cependant, un avantage qu'on ne saurait leur contester sur les autres remèdes, est de diminuer la chance des retours d'inflammation, en prévenant la trop grande distension des vaisseaux capillaires, et la faiblesse locale qui lui succéderait. La goutte pourrait ne se renouveler que très-rarement, ou même point du tout, si les malades, après leur guérison, suivaient un régime convenable et régulier, et s'ils ne provoquaient pas eux-mêmes, par leur intempérance, l'invasion d'une nouvelle attaque?

Mais quel est, demanderai-je à mon tour, le remède qui, pour guérir un mal, donne la garantie qu'on n'en sera plus atteint?

Oserait-on dire, par exemple, qu'une pleu-résie n'a pas été bien guérie par la saignée , etc., parce que le sujet aura, depuis, éprouvé de nouveau la même affection ? Croira-t-on qu'une fièvre d'accès n'est que palliée par l'usage du quinquina, si, dans la suite, cette affection vient à se renouveler? Non, sans doute.

On sera donc forcé de convenir que les sangsues guérissent la goutte aussi bien que les saignées la pleurésie, le quinquina les fièvres , quoiqu'il reste bien clairement aux personnes affectées de ces maladies une disposition plus ou moins forte à les voir se reproduire.

Si cette disposition est mille fois plus marquée dans la goutte , et qu'une nouvelle inflammation se forme volontiers chaque année, soit vers la fin de l'hiver , soit plutôt encore au commencement du printemps, c'est à l'organisation seule des parties qu'il faut l'attribuer. Le tissu fibreux une fois engorgé , conserve toujours un degré de relâchement ; les entorses et les luxations font de temps en temps souffrir après leur guérison ; et si la goutte ne diffère d'une entorse que par la lenteur avec laquelle les tissus ligamenteux sont distendus, comment les suites n'en seraient-elles pas les mêmes ?

3°. L'appauvrissement du sang n'est pas à

craindre pour ceux qui savent que ce liquide
se répare avec une extrême facilité, et que
d'ailleurs l'homme en état de civilisation en
a toujours les vaisseaux plus ou moins sur-
chargés. Pourquoi redouterait-on que le grand
nombre des sangsues n'épuisât le malade par
la perte du sang, et ne lui laissât une débilité
générale, dont il ne pût se relever ?

D'abord, on ne doit pas estimer la quantité du liquide sanguin que tirent les sangsues,
par l'énorme étalage des linges qui servent à
l'étancher; l'estimation serait singulièrement
fautive.

En second lieu, il ne faut pas s'imaginer
que le sang fourni lentement par les vaisseaux
capillaires, produise sur l'économie l'effet que
détermine le sang tiré d'une grosse veine. Il
n'y a nul rapport entre ces deux saignées. Ne
voit-on pas des femmes perdre beaucoup
pendant l'accouchement, sans que pour cela
leur santé soit détruite? La même circonstance ne se reproduit-elle pas dans les fortes
hémorragies hémorroïdales? cependant la saignée des sangsues est loin d'en approcher,
puisqu'elle n'enlève que le superflu du sang
contenu dans la tumeur goutteuse.

Dans l'une des observations que je rapporte
plus bas, j'ai porté la quantité des sangsues,

chez un même sujet, jusqu'au nombre de cent
et quelques pour le traitement d'un accès ;
mais je n'ai pas besoin de faire observer qu'on
est rarement obligé d'en venir là : deux,
quatre ou cinq applications de dix sangues
chacune suffisent ordinairement : cependant
si les douleurs récidivent, il faut sans crainte
renouveler les applications. Si le sujet était
faible ; la première ou la seconde aurait
à coup sûr dissipé toutes les douleurs ; c'est
parce qu'il est pléthorique et fort, que la tumeur et la rougeur persistent ou se renouvellent : ce retour des symptômes est juste-
ment la preuve que les saignées locales sont
encore indiquées et ne peuvent nuire en aucune façon. Si l'on m'oppose que dans les autres inflammations on se borne communément à deux saignées, dans l'intention de les
diminuer seulement, mais non de les arrêter
tout à coup, je répondrai : deux saignées avec
la lancette suffisent souvent dans une phlegmasie générale, parce que l'on agit promptement sur toute la masse du sang, en ouvrant
un gros vaisseau ; on doit encore plus s'y tenir
dans une inflammation locale, parce qu'on
n'agit pas alors directement sur les vaisseaux
engorgés, et qu'en multipliant la phlébotomie,
on risquerait fort de vider le système des gros

vaisseaux, avant de résoudre la pléthore locale du tissu capillaire. Mais si l'on recourait à l'application des sangsues, qui, dans ce cas, est préférable, il n'y aurait pas d'inconvénient à la renouveler plus de deux fois : à la vérité, on n'en agit pas ainsi dans la plupart des phlegmasies locales, et l'on a raison, parce que deux applications de sangsues suffisent pour soulager les malades, et qu'il est inutile d'en faire d'autres, lorsqu'on peut s'en passer : mais dans la goutte il faut être moins réservé, parce que la douleur est plus vive, plus tenace, qu'il n'est que ce moyen de la dissiper, et que rien n'est pire que de souffrir.

4°. Enfin, pour accuser avec raison les sangsues de laisser, après l'accès, de la faiblesse aux articulations, il faudrait au moins que celle-ci n'existât pas chez ceux qui n'ont pas fait usage de ce remède ; mais l'expérience prouve au contraire qu'elle est alors beaucoup plus considérable. Cette débilité dépend uniquement de la distension du tissu fibreux, et les sangsues appliquées de bonne heure tendent sans contredit à la borner.

Du traitement de la goutte chaude.

Il n'est pas de maladie peut-être contre laquelle on ait employé des remèdes aussi nombreux, aussi différens les uns des autres, que l'inflammation articulaire. On en peut voir la preuve dans *le Manuel des goutteux et des rhumatisans*, d'Alphonse Leroy; recueil abrégé des principaux moyens curatifs, tour à tour vantés et mis en usage dans le traitement de la goutte. La nature même de cette affection doit diriger dans le choix des médicamens qu'il faut employer.

1°. Le plus cruel et le plus insupportable des symptômes de la goutte inflammatoire étant la douleur, la première chose dont il faille s'occuper est de la faire cesser. L'application des sangsues remplit très-promptement cette première indication; mais il faut la répéter jusqu'à l'entière cessation des symptômes locaux.

2°. La distension des vaisseaux capillaires, la compression et l'irritation des nerfs, entraînent un spasme général, et souvent tous les symptômes d'une fièvre inflammatoire. Il faut donc joindre aux saignées locales l'emploi des anti-phlogistiques, surtout les boissons rafraîchissantes et les clystères émolliens.

3°. Lorsque l'inflammation est dissipée, il reste pendant quelque temps plus ou moins de faiblesse dans les articulations et de difficulté dans la marche, suivant la distension.

qu'ont éprouvée les parties : on doit y remédier par l'application de topiques résolutifs et
toniques. Enfin, lorsque l'attaque de goutte
est entièrement passée, il est utile de s'observer sur le régime, sinon pour empêcher
le retour des accès, du moins pour le retarder.

Moyens d'arrêter l'inflammation à son début.

Aussitôt que la pesanteur et la gêne des
mouvemens, signes avant-coureurs d'une attaque, se font sentir dans une articulation,
il faut se tenir au lit, et préserver la partie du
poids et du contact des couvertures : à cet
effet, on se sert avec avantage de deux moitiés
de cerceau réunies en croix. Si le malade
garde habituellement dans son lit des chaussons de laine ou des bas, et beaucoup de
goutteux sont dans ce cas, il doit les quitter,
et ne plus les remettre que lorsque son accès
sera totalement terminé. Le contact de tous
les corps est insupportable dans la goutte, et
celui de la laine surtout ; il augmente la chaleur, déjà trop grande, dans le lieu affecté, et
redouble les souffrances. Souvent même il
faut diminuer vers les pieds le nombre des
couvertures, en les repliant de bas en haut : le

simple drap suffit en été ; une couverture de laine est tout ce qu'il faut en hiver. Le désir du malade sert, au surplus, de guide, et c'est le meilleur qu'on puisse choisir. Quelquefois ces précautions, la diète légère, l'usage des boissons rafraîchissantes, des lavemens émolliens, et le repos du lit, suffisent pour dissiper, dans l'espace de trois ou quatre jours, ce commencement, ou plutôt cette menace d'un accès sur le point d'éclater.

On s'étonnera peut-être de me voir employer tous les moyens qui peuvent dissiper les premiers symptômes d'un accès de goutte. Les anciens auteurs, en effet, n'indiquent pas une marche semblable dans le traitement de la maladie ; ils paraissent attacher beaucoup d'importance à ce qu'elle se développe régulièrement, c'est-à-dire, à ce que la fluxion inflammatoire soit très-prononcée. En effet, comme ils attribuent la goutte à certaine humeur dont l'excrétion est indispensable, plus elle se manifeste avec violence dans un endroit éloigné du tronc, et moins ils craignent pour le malade. Aussi, lorsque l'attaque n'est pas régulière, et que le sujet, menacé de la goutte, n'éprouve aux articulations que des symptômes peu prononcés, ont-ils recours à des remèdes échauffans, pour aider la nature, soi-disant trop faible, et provoquer le dépôt, déjà commencé, de l'humeur goutteuse sur les pieds (1). Cette méthode me paraît incendiaire, au lieu d'être utile. Eh quoi ! si la goutte n'est qu'une inflammation, et qu'elle s'annonce, dans certaines circonstances, par des symptômes assez légers, pour que le repos, le régime, en un mot, de simples précautions préviennent son développement, ne doit-on pas s'estimer trop heureux ? et qu'en peut-il résulter, sinon d'avoir au moins reculé le développement d'une phlegmasie dont le retard ne peut évidemment causer aucun inconvénient, *quia ex nihilo nihil ?* J'en ai vu plusieurs exemples, dont le plus remarquable est celui d'un homme qui, par trois fois après quelques excès de table, éprouva dans les chevilles un commencement d'embarras, et qui trois fois en fut délivré, en observant les précautions que je viens d'indiquer ; mais en-

---

(1) Si les anciens avaient employé cette méthode, seulement lorsqu'un organe était menacé, l'intention eût été bonne ; encore est-ce aux topiques dérivatifs, et non aux échauffans, qu'il faut recourir en pareil cas. Mais il n'en était pas ainsi ; ils supposaient que la goutte attaquerait le tronc, par cela seul qu'elle ménageait les membres.

viron un mois après, ayant été mouillé par la pluie, il eut une attaque très-forte.

A la vérité, on ne réussit pas souvent à éviter ainsi l'accès, et l'embarras de l'articulation augmente presque toujours dans l'espace de six ou douze heures.

Moyens d'enlever la douleur et d'abattre l'inflammation locale.

Dès que la douleur et la rougeur se déclarent, il faut aussitôt s'occuper de les détruire, sans attendre que le gonflement soit très-marqué; il y en aura toujours trop. Appliquez donc les sangsues, en proportionnant leur nombre à l'étendue, ainsi qu'à l'intensité de l'inflammation.

L'effet des sangsues est si prompt, que la plupart des goutteux, quelque vives que soient leurs douleurs, se trouvent soulagés comme par enchantement, aussitôt que cinq ou six de ces animaux ont piqué. Cette action rapide peut devenir très-utile dans certaines circonstances où le malade aurait absolument besoin de sortir. A l'appui de cette doctrine, je puis citer des exemples.

PREMIÈRE OBSERVATION.

Un jeune homme de mes amis, âgé de

vingt-neuf ans, avait déjà ressenti quelques légers accès de goutte aux deux gros orteils, lorsqu'il en eut un beaucoup plus fort que de coutume au pied droit. La douleur l'empêchait absolument de se tenir debout. Cet accident le contrariait d'autant plus, qu'il avait à faire le surlendemain des visites importantes, et qu'il ne pouvait reculer. Il me demanda s'il n'y aurait pas moyen de lui ôter seulement ses souffrances, et de le mettre en état de monter en voiture. Je lui proposai, pour y parvenir, de faire appliquer trente sangsues sur toute l'étendue de la tumeur. Il s'écoula beaucoup de sang pendant la nuit; les douleurs cessèrent, et le malade, après s'être chaussé très à l'aise, se mit dans un fiacre, et resta dehors pendant toute la journée; mais le gonflement revint avec plus d'intensité le jour suivant, et nous fûmes obligés de renouveler notre première application.

Lorsque les sangsues sont détachées, on lave toutes les piqûres avec une éponge imbibée d'eau tiède, pour enlever les caillots qui pourraient gêner la sortie ultérieure du sang, qu'il faut laisser couler tant que les petits vaisseaux en fournissent. On couvre ensuite le pied avec une compresse de linge sec et fin, que l'on renouvelle de temps en

temps. Rien n'est plus nuisible que de s'opposer à l'écoulement sanguin, en mettant sur
les ouvertures des substances astringentes :
c'est faire plus peut-être que d'annuler l'effet
des sangsues, car le sang arrêté s'accumule
sous l'appareil ; l'inflammation se renouvelle,
et devient plus forte qu'elle ne l'était auparavant; il peut même se former de petits ulcères.
Il faut également éviter de recouvrir les piqûres d'étoffes de laine ou de coton : l'irritation que produiraient ces tissus causerait les
mêmes accidens.

Le sang coule ordinairement pendant environ douze heures, et tant qu'il sort avec
facilité, les douleurs ne reparaissent point ;
quelquefois même on n'a pas besoin de répéter la saignée.

DEUXIÈME OBSERVATION.

Un officier fut, pour la première fois, attaqué d'un accès de goutte inflammatoire au
gros orteil et sur le coude-pied, à la suite
d'un voyage qu'il venait de faire à cheval. Je
lui fis mettre vingt sangsues, qui dissipèrent
tous les symptômes : mais comme je lui avais
dit que plus il s'écoulerait de sang, plus sa
guérison serait prompte, il imagina de prendre un bain de pied avec de l'eau tiède, pour

exciter l'écoulement sanguin. Cette imprudence lui causa un tel relâchement des parties, qu'il fut près de six semaines sans pouvoir marcher facilement, tant était grande la faiblesse des articulations.

Mais souvent, à mesure que le sang cesse de couler, l'embarras, la gêne et la douleur se renouvellent; il faut donc revenir à l'application des sangsues, dès que le sang s'arrête, et recommencer aussi souvent que la douleur l'exigera; il suffit même que la rougeur et le gonflement subsistent, quoique la douleur n'existe plus, pour exiger une nouvelle application.

TROISIÈME OBSERVATION.

Un homme d'environ quarante-cinq ans, ami des plaisirs et de la bonne chère, et sujet à la goutte depuis une dixaine d'années, eut au printemps un accès, dont le siége était à l'articulation du gros orteil gauche : c'était le quatrième qu'eût éprouvé le malade, toujours dans le même endroit. Jusqu'alors il s'était contenté de garder la diète et le repos, lorsque les douleurs le tourmentaient. Il restait au lit deux ou trois semaines, se traînait ensuite pendant huit ou quinze jours dans sa chambre, appuyé sur

une canne, et lorsqu'il n'essuyait pas de rechute, il en était à peu près quitte au bout
de cinq semaines. Mais, comme je lui avais
fait espérer d'abréger le temps de son abstinence, il m'envoya chercher un matin. Les
douleurs étaient fort vives, le gonflement
assez considérable, rouge, luisant, dur et
très-chaud. De la fièvre, de l'insomnie, de
la chaleur ajoutaient à l'anxiété du malade :
c'était le second jour de l'attaque. Je fis appliquer quinze sangsues, et l'écoulement du
sang soulagea très-promptement; mais le
soir, les douleurs revinrent, quoique moins
fortes : quinze nouvelles sangsues furent
posées, et le sujet dormit tranquillement pendant plusieurs heures. Le lendemain, je le
trouvai beaucoup mieux; mais comme il restait encore de la chaleur, du gonflement,
et que d'ailleurs il voulait guérir le plus
promptement qu'il serait possible, je lui
fis mettre encore vingt-cinq sangsues. Pour
cette fois, c'en fut assez, et l'inflammation
disparut promptement. Cinq jours après, le
malade commençait à marcher dans sa chambre, et le dixième, il fit sa première sortie.

Si la goutte abandonne une articulation
pour se jeter sur une autre, on la suit patiem-
ment. Partout où elle se montre, on vient

lui opposer l'action des sangsues, et bientôt
on la voit disparaître entièrement. Enfin, je
le répète, on doit renouveler cette application
jusqu'à la complète disparition de la douleur et
de la rougeur : alors le remède est infaillible;
mais sans cette persévérance, l'effet en sera
plus ou moins manqué.

QUATRIÈME OBSERVATION.

La même personne dont je viens de parler dans l'observation qui précède celle-ci,
éprouva, deux ans plus tard, un cinquième
accès de goutte. La douleur occupait la malléole interne du côté gauche. Satisfait de
son premier traitement, il m'envoya chercher dès le commencement de l'accès. En
arrivant chez lui, je trouvai du linge tout prêt,
et des sangsues qu'on avait déjà fait apporter:
il était très-souffrant, et fort pressé d'employer mon remède. Quinze sangsues furent
appliquées le lendemain. Le pied gauche était
aussi libre que si jamais il n'eût été malade;
mais l'inflammation se porta sur le gros orteil droit : quinze nouvelles sangsues l'en
chassèrent. Elle revint à la cheville gauche,
comme au début de l'attaque : nouvelle application semblable aux précédentes. Deux
jours après, la goutte se montra à la cheville

du pied droit, mais avec des symptômes moins forts : encore dix sangsues ; le pied droit fut alors entièrement débarrassé ; mais il revint un peu de rougeur et de gêne à la malléole du pied gauche. Je voulais éteindre ce reste d'inflammation avec dix autres sangsues ; mais le malade, qui ne souffrait plus, et que plusieurs de ses amis blâmaient de se faire tirer autant de sang, aima mieux s'en tenir là. Il eut à se repentir de son peu de constance ; et sa cheville demeura dans le même état pendant près de quinze jours ; ce qui l'obligea de garder le lit tout ce temps, et retarda beaucoup sa convalescence.

Entre plusieurs autres observations qu'il est inutile d'accumuler ici, je n'en citerai plus qu'une ; et c'est la plus remarquable, puisqu'elle prouve, je crois, d'une manière incontestable, la futilité des craintes que pourrait inspirer l'application des sangsues, plusieurs fois répétée.

CINQUIÈME OBSERVATION.

Un homme fort et d'une bonne santé, mais depuis long-temps sujet à la goutte inflammatoire, en eut un violent accès à l'âge de soixante ans.

La malléole interne du pied droit fut

d'abord attaquée. La rougeur était très-vive ,
le gonflement peu considérable , les douleurs
excessives : vingt-cinq sangsues dissipèrent
la phlegmasie ; mais elle occupa le lendemain
tout le coude-pied. Trente sangsues y furent
posées : le jour suivant, la goutte changea
de siége encore une fois , et vint se fixer sur
le gros orteil , avec des symptômes toujours
aussi violens : nouvelle application de trente-
cinq sangsues. La douleur disparaît ; mais
comme les vaisseaux n'étaient pas assez dé-
gorgés , et que la tumeur et la rougeur per-
sistaient , vingt-cinq sangsues furent encore
posées le lendemain , et tous les symptômes
de la goutte cédèrent à cette dernière application.

Après la cicatrisation des piqûres , les
topiques résolutifs furent employés pendant
quatre ou cinq jours , et le malade marchait
ensuite aussi facilement que s'il n'avait jamais
eu d'attaque.

Danger des topiques émolliens.

Quelques personnes, après avoir fait appliquer les sangsues, ont l'habitude de plonger
la partie goutteuse dans l'eau tiède , espérant
faciliter ainsi l'écoulement sanguin ; mais
cette imprudence ne manque jamais de retarder

la guérison, comme on le voit dans la seconde observation que j'ai rapportée. En effet, tandis qu'on doit chercher seulement à délivrer les vaisseaux capillaires du sang qui les remplit et les distend, afin de les ramener à leur état naturel, on détermine un effet tout opposé, par l'immersion, dans l'eau chaude, des articulations enflammées : car les petits vaisseaux se trouvent relâchés, et ne reviennent pas aussi facilement sur eux-mêmes, à mesure que le sang s'écoule. Aussi la faiblesse, qui naturellement succède aux accès de goutte, devient alors beaucoup plus grande, et persiste pendant fort long-temps.

D'autres emploient les cataplasmes émolliens dans le même dessein, c'est-à-dire, pour exciter la sortie du sang par leur chaleur. Cette application présente les mêmes inconvéniens que le pédiluve; elle offre même un danger de plus : c'est, en se refroidissant, d'exercer une action répercussive sur l'inflammation articulaire, et de causer son déplacement des membres sur le tronc : aussi les lotions d'eau froide, les frictions avec la neige, semblent-elles des remèdes que la prudence défend d'employer. Ce ne serait d'ailleurs que dans les premiers instans de l'attaque, que leur emploi pourrait empêcher le développement de l'inflammation (1), comme on le voit dans les entorses, où, malgré le tiraillement des tissus, l'eau froide peut prévenir en partie l'engorgement des vaisseaux et la tuméfaction : mais aussitôt que ces deux phénomènes existent, alors le froid ne peut plus être que nuisible. De même, dans la goutte, les applications d'eau froide ou de neige peuvent répercuter l'inflammation lorsqu'elle est développée ; elles sont même très - aventureuses, lorsque la phlegmasie n'est encore que menaçante ; et c'est un moyen qui me semble en un mot ne devoir jamais être employé.

Les cataplasmes astringens et résolutifs relâchent, tant qu'ils sont chauds, les tissus ; ils ont donc tous les inconvéniens des cataplasmes émolliens : par leur refroidissement, ils partagent ceux des réfrigérans dont je viens de parler; et leurs propriétés particulières les rendent encore plus propres à répercuter l'inflammation. On ne peut donc en attendre aucun effet salutaire dans la goutte inflammatoire; mais dans la goutte froide œdéma-

---

(1) Ce fut par l'immersion des pieds dans l'eau froide qu'Auguste fut guéri de la goutte.

teuse , les cataplasmes très - résolutifs ont quelquefois produit beaucoup de bien , en détruisant la tuméfaction.

Les cataplasmes narcotiques ont été quelquefois employés pour calmer les douleurs; mais ils peuvent devenir tout aussi funestes que les précédens. En général, les auteurs (1) s'accordent à regarder toutes les onctions, tous les cataplasmes comme des topiques dangereux , lorsque l'usage des remèdes internes ne leur est pas adjoint : mais qu'on leur unisse, ou non, les médicamens intérieurs, leurs propriétés répercussives n'en subsistent pas moins. Le cataplasme émollient , tant qu'il ne se refroidit pas , est assurément le moins à craindre : il calme en effet les douleurs, en relâchant les tissus, et en facilitant la tuméfaction des parties. Mais cet effet, ainsi que je l'ai démontré , est précisément le contraire de celui qu'on doit chercher à produire dans le traitement de la goutte inflammatoire.

Il n'y a qu'une époque où l'application des topiques résolutifs soit indiquée , et c'est après la disparition totale de la phlegmasie , après la cicatrisation des piqûres,

---

(1) Aretæe , Cardan, Duret, Barthès, etc. , etc.

pour remédier au relâchement et à la faiblesse
que gardent toujours pendant quelque temps
les articulations, quelque peu de durée qu'ait
eu l'accès.

Traitement des symptômes inflammatoires généraux.

Après avoir énergiquement combattu l'inflammation par l'application réitérée des sangsues, il faut encore remédier à l'irritation
générale qu'excite la violence des douleurs,
et qui présente quelquefois les symptômes
d'une fièvre inflammatoire. On y parvient en
faisant boire abondamment aux goutteux des
tisanes délayantes, mucilagineuses, et rafraîchissantes (1), tels que des émulsions, des
limonades, etc., etc. On les donne tièdes
ou froides, suivant le désir du malade.

La plupart des sujets, pendant l'attaque de
goutte inflammatoire, éprouvent de la constipation ; et ce symptôme doit être soigneu-
sement combattu, car les matières fécales, ainsi
retenues dans les intestins, irritent, échauffent,
augmentent la congestion locale, entretien-

______

(1) Voyez, pour l'énumération de ces tisanes,
mon ouvrage sur l'art de formuler, au *chapitre I*,
classe 2.

nent le mouvement fébrile, et s'opposent au sommeil : mais le choix du moyen qu'il faut employer pour remédier à la constipation (1), n'est pas du tout indifférent. Les praticiens conseillent d'administrer des laxatifs doux, tels que l'eau miellée, celle de casse ou de tamarins, la magnésie blanche, ou quelques pilules faites avec le savon médicinal, la résine de gayac et le calomélas. Pour moi, j'ai toujours observé que les purgatifs, même les plus doux, produisaient encore plus de mal que de bien : toute cette classe d'évacuans n'agit qu'en irritant plus ou moins les tuniques internes des intestins : la sécrétion de leurs parois se trouve alors augmentée ; les matières stercorales, ramassées et durcies dans les premières voies, sont peu à peu détachées ; elles se dissolvent en partie, et sont enfin chassées au dehors : mais cette

_____

(1) Au contraire, si le malade avait le dévoiement, ce qui marque le relâchement du canal intestinal, Sydenham conseille l'usage de l'opium ; celui des sudorifiques, si la diarrhée persiste ; enfin, l'infusion de rhubarbe, de fleurs de coquelicot et de roses de Provins. Mais ce cours de ventre se rencontre plutôt dans la goutte œdémateuse que dans la goutte chaude, où l'on observe presque toujours de la constipation.

propriété stimulante des purgatifs est toujours nuisible, quelque faible qu'elle soit. L'irritation générale est déjà bien assez grande, sans venir encore y ajouter. A la vérité, l'action des évacuans sur le canal intestinal établit une espèce de point de révulsion, et souvent les articulations se trouvent dégagées après que les selles ont eu lieu ; mais quelquefois c'est au détriment du malade, lorsqu'une nouvelle phlegmasie, succédant à la délitescence de celle des extrémités, se développe sur l'un des organes de l'abdomen. La prudence doit donc interdire l'emploi des purgatifs pendant le cours de l'accès, si l'on ne veut courir la chance d'exciter un déplacement de l'inflammation. Ce n'est qu'après la fin de l'attaque, et lorsque les pieds ne conservent plus que de la faiblesse, qu'on peut avec sécurité recourir aux purgations douces, telles que la manne, la magnésie : alors souvent elles accélèrent la convalescence, mais sans exposer, comme dans le premier cas, aux inflammations des organes du tronc.

Cependant, comme il faut, pendant le cours de l'accès, débarrasser chaque jour les intestins des matières retenues, il faut chercher un remède à la constipation hors de la classe des évacuans.

Les lavemens émolliens remplissent parfaitement le but qu'on se propose, sans offrir aucun des inconvéniens que j'ai cités,
pourvu qu'on n'introduise aucune substance
irritante et purgative dans leur composi-
tion. Les meilleurs sont faits, soit avec de
l'eau simple, soit avec une décoction de
feuilles fraîches de poirée ou de graine
de lin.

L'eau qu'on introduit ainsi dans les gros
intestins, humecte, détache, entraîne les
excrémens durcis, calme l'irritation qu'ils
excitaient, rafraîchit le corps, abat la fièvre,
facilite la sueur, et dispose au repos. Mais il
faut en faire un abondant usage, pour en
obtenir autant d'avantage : deux, quatre et
même six lavemens émolliens par jour, une
partie le matin, l'autre au milieu de la
journée, la troisième le soir, ne sont pas
trop, suivant moi. Mais il ne suffit pas de
multiplier ainsi le nombre des lavemens; il
faut encore en prolonger l'usage pendant
toute l'attaque, lors même que le malade ne
prendrait que peu ou même point de nourriture. On sait, en effet, que l'eau des lavemens
borne son action aux gros intestins, sans
qu'elle puisse pénétrer dans les intestins
grèles ; que les matières alimentaires séjour-

nent quelquefois très-long-temps dans les entrailles ; que l'excrétion de leur surface interne, ainsi que les tisanes composées suffisent pour produire des excrémens ; et que l'on a vu souvent des malades , après vingt et trente jours d'abstinence , rendre encore dans leurs selles des matières solides , malgré l'emploi fréquent des clystères : ensuite on diminue leur nombre , à mesure que les symptômes se calment.

L'administration des lavemens est facile, et n'entraîne aucune fatigue pour le malade , puisqu'au moyen d'une canule montée sur un tuyau , long , souple , élastique , dont il tient l'extrémité dans son lit, on peut lui faire prendre son remède , sans l'obliger à se mettre sur le côté ; position qui, la plupart du temps, peut être fatigante et très-douloureuse.

Lorsqu'il veut aller à la selle , on glisse sous le siége un bassin plat , tandis qu'il se soulève, appuyé sur les deux mains; ou même, s'il le préfère, il se place sur une chaise percée, qu'on approche de son lit, observant de conserver le plus possible, à ses jambes, la position horizontale ; car s'il les laissait pendantes , le gonflement, les douleurs et tous les autres symptômes ne tarderaient pas à s'accroître.

Lorsque les souffrances articulaires sont très-vives, et qu'on n'a pas eu recours de bonne heure à l'application des sangsues, le spasme et l'irritation générale se font surtout sentir dans la région du plexus solaire, et le malade éprouve des faiblesses d'estomac, qui forcent quelquefois à lui donner de temps en temps une cuillerée de vin vieux avec un peu d'eau, ou quelqu'autre stomachique à très-petites doses; souvent aussi le goutteux ressent des tournoiemens de tête, avec nausées, rapports, envies de vomir. Mais la langue fût-elle en outre chargée, il ne faudrait pas suivre l'indication de ces symptômes, et prescrire un vomitif: l'action de cet évacuant ferait souvent disparaître l'inflammation articulaire; mais l'irritation des tuniques de l'estomac pourrait également y faire naître une autre inflammation, et causer ce qu'on appelle vulgairement une goutte remontée.

Cependant, lorsque les souffrances ont cessé, si l'embarras des articulations et la gêne des mouvemens persistent, mais sans aucune espèce de gonflement ni de douleur, il est quelquefois utile d'exciter les nausées, sans aller même jusqu'à provoquer le vomissement: on abrège par ce moyen la convalescence, sans faire courir aux malades aucun péril. J'en puis rapporter un exemple.

Un homme de trente-six ans, attaqué pour la troisième fois d'un accès de goutte inflammatoire au gros orteil, était, après trois applications consécutives de sangsues, totalement débarrassé de la tumeur, de la rougeur, de la douleur et de la chaleur; mais le jeu de l'articulation ne se rétablissait point, et les mouvemens restaient bornés et difficiles. Je lui proposai de prendre une petite dose d'ipécacuanha; ce qu'il ne voulut point, craignant d'attirer la goutte sur l'estomac par l'effet du vomitif. Alors j'eus recours à la ruse, pour arriver à mon but, et je lui demandai s'il voulait au moins prendre quinze grains de poudre de rhubarbe, avec une égale dose de poudre de fleurs de camomille; ce qu'il fit sans difficulté. J'espérais que l'estomac, toujours très-sensible dans la goutte, serait assez stimulé par la camomille, pour déterminer quelques nausées; et l'effet justifia bientôt mon attente. Le malade fut sur le point de vomir; ce qui ne laissa pas de l'effrayer un peu : mais dans les vingt-quatre heures, son articulation fut totalement dégagée; les mouvemens en devinrent très-faciles, et dès le surlendemain, il put marcher.

Peut-être, lorsqu'on éprouve la gêne et l'embarras, avant-coureurs de l'accès, mais sans que les articulations soient encore enflammées, une dose de poudre vomitive, assez faible pour n'exciter que des nausées, dégagerait-elle les extrémités et préviendrait-elle l'attaque.

Lorsque les urines sont abondantes pendant l'accès, c'est un signe favorable, et l'on doit aider leur sécrétion par une tisane légèrement diurétique, telle que l'infusion de pariétaire, etc.; mais lorsqu'elles sont troubles, épaisses, douloureuses au passage, et que le malade est sujet à la gravelle, il faut préférer les boissons mucilagineuses. Les attaques de goutte sont également moins longues et moins douloureuses, lorsque la sueur les accompagne naturellement; et l'on doit seconder cette évacuation critique et salutaire par des infusions légèrement diaphorétiques.

L'insomnie est un des accidens les plus insupportables de la goutte, et quelques personnes prennent de l'opium pour se procurer du repos : mais quoique ce remède soulage momentanément, il devient très-nuisible, si la dose en est un peu trop forte; ce n'est qu'avec réserve et circonspection qu'on en doit faire usage, et seulement lorsqu'on ne peut plus s'en passer : le sirop diacode , à la dose de quatre à six gros, est préférable aux préparations d'opium plus énergiques.

L'absence de l'appétit est un symptôme assez commun de la goutte inflammatoire , tandis que, dans la goutte froide , le désir de prendre des alimens se conserve davantage. Lorsque les goutteux n'éprouvent aucun besoin , cette circonstance suffit pour démontrer clairement qu'ils ne doivent prendre aucune espèce de nourriture solide; mais s'ils viennent à souffrir de la faim , on leur permettra des alimens légers et faciles à digérer : le bouillon, les crêmes de riz, les compotes , les confitures, les fruits fondans, etc.

Lorsque la convalescence est arrivée , et que le sujet commence à marcher, l'appétit devient très-vif; mais il ne faut le satisfaire qu'avec précaution et par degrés ; car alors les forces digestives ne sont pas bien grandes; et la plus légère indigestion cause souvent une rechute, et rappelle la goutte.

Il ne faut manger pendant les premiers jours qu'un peu de poisson ou de viande blanche, avec une très-petite quantité de pain fort léger; et l'on boira de l'eau coupée avec un quart de bon vin de Bordeaux : ensuite on reprend insensiblement le régime de vivre accoutumé.

Moyens de remédier à la faiblesse articulaire qui succède à la goutte.

Lorsque les piqûres des sangsues sont une fois fermées, et que le sujet ne ressent plus aucune espèce d'indisposition, il est à propos de rendre aux pieds les enveloppes que l'on avait retirées au début de l'accès, dans la crainte, bien fondée, qu'elles n'augmentassent la fluxion inflammatoire : ainsi, le malade remettra les chaussons ou les bas, soit de coton, soit de laine, qu'il portait auparavant, si telle était son habitude. D'ailleurs, comme il n'a plus, à cette époque, la chaleur ardente qui l'incommodait auparavant, et que les articulations sont, à peu de chose près, revenues à leur état naturel, il ne tarde pas à éprouver le besoin de se couvrir comme à son ordinaire; et son désir, à cet égard, est une indication précise qu'il faut se hâter de suivre.

Enfin, lorsqu'il sort de son lit, et qu'il commence à marcher dans sa chambre, les jambes, trop faibles pour le supporter, fléchissent sous lui. Cette faiblesse vient du relâchement des parties articulaires. Elle est très grande, lorsqu'on n'a point eu recours aux sangsues, ou lorsqu'après les avoir appliquées, on a plongé ses pieds dans l'eau tiède, ou qu'on les a recouverts avec des cataplasmes : aussi le convalescent peut à peine se soutenir et faire quelques pas, aidé de deux personnes. Elle est beaucoup moins prononcée, lorsqu'on a fait usage des sangsues, et surtout lorsqu'on les a posées de bonne heure : aussi peut-il marcher lentement, appuyé seulement sur une canne ; mais il en reste enfin toujours un peu ; et pour détruire cette débilité locale, suite inévitable de la goutte, il est bon d'employer quelques applications résolutives.

Un pédiluve, dans lequel on mettra quatre onces de savon médicinal râpé, ou quelques gros de sel ammoniac, produit de bons effets, réitéré quatre ou cinq jours de suite. Comme il n'y a plus de fluxion sur les parties, la propriété tonique du sel ou du savon l'emporte sur l'action relâchante de l'eau tiède, et l'articulation se trouve réellement fortifiée. Cependant on retire encore plus de fruit des remèdes moins aqueux : telle est la poudre de camphre, dont on frottera les pieds trois fois par jour, et surtout le savon noir, qu'on emploiera de la même manière, et qui m'a paru jusqu'à présent le meilleur topique dont on puisse faire usage.

Au moyen de ces applications externes, l'engorgement dont les parties étaient le siége, se résout; les ligamens se ressèrent, et recouvrent leur ton naturel; les articulations reprennent de la force, et le sujet marche au bout de cinq ou six jours aussi bien qu'avant sa maladie.

En même temps on donne à l'intérieur quelque substance tonique pour ranimer les facultés digestives de l'estomac. Le camphre est celle que je donne assez souvent, sous la forme de potion, et que j'ai toujours vu réussir : on peut lui substituer le vin de quinquina, le vin chalibé, les eaux minérales ferrugineuses, etc.

Des cas où l'application des sangsues peut être insuffisante.

Lorsque les articulations sont profondes, comme celles de la cuisse et de la colonne vertébrale, l'épaisseur des parties charnues peut diminuer l'effet des sangsues, et rendre leur succion insuffisante.

Dans la sciatique, rangée par les uns dans la classe des affections goutteuses, et par les autres dans celle des rhumatismes, tantôt l'inflammation se fixe sur les muscles, et c'est un rhumatisme; tantôt elle affecte le nerf sciatique, c'est alors une névralgie; tantôt elle a son siége dans l'articulation même et sur les ligamens qui l'environnent : voici la goutte.

Elle diffère beaucoup ici de celle des autres articulations ; la douleur en est le seul symptôme caractéristique, et l'épaisseur des parties externes empêche la chaleur, la rougeur et la tumeur de se montrer au dehors : aussi la succion des sangsues n'est-elle pas toujours assez forte pour déterminer la résolution de cette phlegmasie profonde. Cependant elle suffit dans certaines circonstances; et *Zacutus Lusitanus* le confirme, lorsqu'il dit : *Coxæ octo magnas hirudines impono, tanta ab his animalibus evacuatio est, ut post decem horas sine dolore remanserit.* (1) Le même auteur (2), Hecquet et plusieurs autres, conseillent d'appliquer de préférence les sangsues à l'anus : les anastomoses des vaisseaux hémorroïdaux avec ceux des parties voisines favorisent une prompte dérivation.

Mais le plus puissant remède est alors la saignée, lorsqu'on la pratique au pied, du

____

(1) *De praxi medic. admirand.*, lib. II, observ. 162.

(2) Observ. 171.

côté souffrant, et dès l'invasion de la maladie.

Dans les douleurs des lombes et de la hanche, suivant *Hippocrate*, il faut ouvrir les veines des malléoles (1). Par l'usage de cette seule saignée, *Galien* dit avoir plusieurs fois guéri la sciatique en un jour. (2) Zacutus Lusitanus (3), Severinus (4), Duret (5), Brunet (6), Fr. Hoffman (7), recommandent également la saignée du pied.

On place également avec succès les ventouses scarifiées sur la hanche. Enfin, lorsque la sciatique résiste à ces remèdes, il faut recourir à l'application d'un large vésicatoire, dont la suppuration, continuée plus ou moins de temps, fait ordinairement cesser les douleurs.

L'inflammation des lombes, soit qu'elle intéresse les muscles ou les ligamens articulaires, exige le même traitement.

Plus d'une fois j'ai, dans l'espace de douze heures, fait disparaître les souffrances du lom-

---

(1) Lib. *de natur. human.*, §. 20.
(2) Lib. *de curat. per venæ sect.*
(3) *De praxi medic. adm.*, lib. II, observ. 170.
(4) *De effica. medic.*, cap. 26 et 72.
(5) *De arthrit.*
(6) *De arthrit. sub sect.* 2.
(7) *Med. ration.*, lib. 3, *de venæ sect.*

bago, par l'application sur les reins d'un cataplasme arrosé d'une demi-once de laudanum.

Quant aux métastases de l'inflammation
goutteuse sur le tronc, on sait que les remèdes dont on doit attendre le plus d'effet
sont les dérivatifs, tels que les saignées de
pied, les pédiluves irritans, les vésicatoires,
les synapismes, et même la cautérisation par
le feu.

Jusqu'ici je ne me suis occupé que de la
goutte chaude (*inflammation aiguë des
articles*), parce que c'est elle dont les douleurs sont insupportables, que l'application
réitérée des sangsues guérit sûrement, et
dont le traitement méthodique préserve les
sujets d'avoir plus tard la goutte froide (*inflammation chronique des articles*). D'ailleurs, je n'ai point de remède à préconiser
pour cette dernière, à laquelle les sangsues
ne conviennent que rarement, et que l'on
combat plutôt par les sudorifiques, les sto-
machiques et les topiques résolutifs.

On sait très-bien que les inflammations
aiguës et chroniques ne peuvent pas se
traiter d'une manière uniforme, quoiqu'elles
aient entre elles beaucoup d'analogie. Si l'on
saigne dans un catarrhe aigu, le catarrhe
chronique exige très-souvent de préférence

l'emploi des évacuans, des dérivatifs et des toniques résolutifs. C'est ainsi que, dans la goutte chaude, l'application des sangsues suffit pour détruire les douleurs et la fluxion; et que, dans la goutte froide, où la tumeur dépend surtout de la faiblesse et de l'engorgement du tissu fibreux, c'est à cette faiblesse qu'il faut remédier : aussi, dans cette espèce, les fournisseurs de remèdes secrets obtiennent-ils assez souvent des succès marqués avec des *élixirs* toniques ou des cataplasmes très-résolutifs, d'autant plus que la phlegmasie *chronique* des articulations est bien moins sujette à se déplacer que l'*aiguë*.

C'est donc seulement lorsque les douleurs deviennent vives, que les sangsues sont utiles; mais elles ne dispensent point d'employer les autres remèdes que je viens d'indiquer, et de les continuer long-temps; dans la goutte froide surtout, qui est beaucoup plus opiniâtre que l'autre.

FIN.

www.ingramcontent.com/pod-product-compliance
Ingram Content Group UK Ltd.
Pitfield, Milton Keynes, MK11 3LW, UK
UKHW022128070726
13613UKWH00003B/1282